ornier

AF310884

PERFECTIONNEMENT DE LA MÉDECINE PRATIQUE

D'APRÈS LA MÉTHODE D'HIPPOCRATE,

SUIVIE PAR LE DOCTEUR DORNIER,

Contre toutes les maladies aiguës et chroniques pendant une pratique de vingt-huit ans.

SECONDE ÉDITION.

TRAITEMENT SPÉCIAL

Des maladies chroniques organiques et nerveuses rebelles et des maladies héréditaires : guérisons nombreuses et surprenantes des maladies désespérées, opérées par un choix de moyens curatifs rendus plus efficaces et d'un usage plus agréable par un procédé exécuté par un habile pharmacien, cela d'après les principes du *Codex*, approuvé de la Faculté de médecine et du Gouvernement. Faits de guérisons authentiqués obtenues par cette méthode.

CONSULTATIONS

Sur toutes les maladies, par plusieurs médecins, sous la direction du docteur DORNIER, de Bourg en Bresse (1),
Tous les jours, de midi à 4 heures du soir,
Au Cabinet Médical de la Société Hippocratique, rue de la Tixeranderie, 25, en face l'Hôtel-de-Ville
et le poste de la garde municipale.

On traite par correspondance, on répond aux mémoires à consulter et aux demandes de conseils des malades, adressés franc de port au docteur DORNIER, directeur du cabinet médical de la Société Hippocratique et de la maison de santé de la Société. Les consultations, opérations, pansemens et soins donnés au Cabinet du docteur ou au domicile des malades, continuent à être gratuits, depuis 1817, pour toute personne munie de certificats des bureaux de bienfaisance. Quant aux malades qui peuvent payer leurs consultations, ils accompagnent l'exposé de leur maladie envoyé franc de port, d'un bon de 20 fr. sur la poste pour la première consultation, et de 5 fr. pour les suivantes.

---

(1) Traducteur des Œuvres complètes d'Hippocrate et de Celse, dédiées à S. A. R. Mgr. le duc d'Orléans, actuellement roi des Français, ancien professeur particulier de pathologie interne, explicateur et commentateur de la Médecine philosophique d'Hippocrate et des médecins de l'antique Grèce et de Rome, cours auxiliaire du collège royal de France; auteur du *Précis historique des maladies chroniques organiques et nerveuses*, du *Traitement de ces maladies par sa méthode éclectique ou choisie et combinée*; de l'*Avis important sur la santé publique*; médecin des épidémies; médecin honoraire du bureau de bienfaisance du 7e arrondissement et de la Société Maternelle de la Ville de Paris, où il a obtenu des médailles pour ses travaux sur la vaccine, la médaille du choléra épidémique de Paris de 1832; membre de diverses académies de France et de l'étranger; auteur du *Spécifique neutralisateur* des acrimonies scrofuleuses, dartreuses, cancéreuses du sein, de l'utérus, des voies urinaires, digestives et de la génération, préparé par M. GARDET, pharmacien.

AVERTISSEMENT AU SUJET DE NOTRE TRAITEMENT.

Pour assurer le succès de notre traitement, nos malades sont dans l'usage de revenir nous consulter de huit en huit jours, ou de quinze en quinze jours au plus tard, ou de nous donner de nouveaux détails par écrit s'ils ne peuvent se rendre à notre cabinet, pour nous tenir au courant de leur état maladif et savoir si les signes de la maladie qui dominaient lors de la dernière consultation subsistent encore, s'ils sont diminués ou disparus, afin que l'on puisse juger si les malades doivent ou non continuer le même traitement, le suspendre ou le modifier, et pouvoir leur prescrire les préparations les plus applicables à la position actuelle, eu égard aux changemens déjà opérés ; mais ils ne reprennent jamais les mêmes préparations sans nous avoir de nouveau consulté. Ce sont là autant de précautions que dicte la prudence pour assurer l'efficacité de notre méthode curative éclectique. On ne peut jamais se bien traiter sans être dirigé, vu qu'il est nécessaire d'alterner l'usage des moyens curatifs pour les rendre plus ou moins énergiques.

Aussi les malades qui suivent avec exactitude notre traitement et dont nous recueillons avec soin l'histoire de leur maladie, éprouvent toujours une amélioration prompte et une guérison parfaite, s'ils le suivent pendant un temps suffisant et proportionné à l'ancienneté de leur maladie et à son intensité. Ces nouveaux détails de leurs maladies sont adressés franc de port au docteur Dornier, qui indique dans sa réponse aux malades, la manière de faire usage des nouvelles préparations qu'il leur prescrit.

PERFECTIONNEMENT DE LA MÉDECINE PRATIQUE

D'APRÈS LA MÉTHODE D'HIPPOCRATE,

SUIVIE PAR LE DOCTEUR DORNIER,

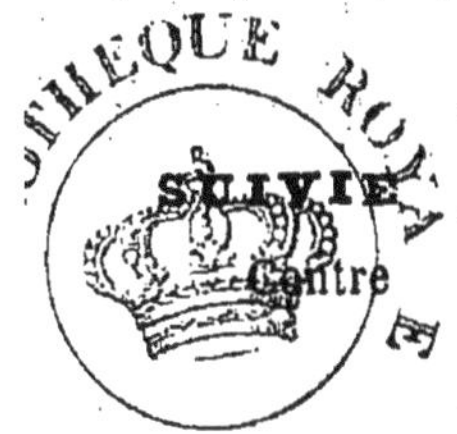

Contre les les maladies aiguës et chroniques pendant
une pratique de vingt-huit ans.

SECONDE ÉDITION.

TRAITEMENT SPÉCIAL

Des maladies chroniques organiques et nerveuses rebelles et des
maladies héréditaires : guérisons nombreuses et surprenantes des
maladies désespérées, opérées par un choix de moyens curatifs
rendus plus efficaces et d'un usage plus agréable par un procédé exécuté par un habile pharmacien, cela d'après les principes du *Codex*, approuvé de la Faculté de médecine et du Gouvernement. Faits de guérisons authentiques obtenues par cette
méthode.

CONSULTATIONS

Sur toutes les maladies, par plusieurs médecins sous la direction
du docteur DORNIER, de Bourg en Bresse (1),
Tous les jours, de midi à 4 heures du soir,
Au Cabinet Médical de la Société Hippocratique, rue de la
Tixeranderie, 25, en face l'Hôtel-de-Ville
et le poste de la garde municipale.

On traite par correspondance, on répond aux mémoires à consulter et aux demandes de conseils des malades, adressés franc de
port au docteur DORNIER, directeur du cabinet médical de la Société Hippocratique et de la maison de santé de la Société. Les consultations, opérations, pansemens et soins donnés au Cabinet du
docteur ou au domicile des malades, continuent à être gratuits, depuis 1817, pour toute personne munie de certificats des bureaux de
bienfaisance. Quant aux malades qui peuvent payer leurs consultations, ils accompagnent l'exposé de leur maladie envoyé franc de
port, d'un bon de 20 fr. sur la poste pour la première consultation,
et de 5 fr. pour les suivantes.

---

(1) Traducteur des OEuvres complètes d'Hippocrate et de Celse,
dédiées à S. A. R. Mgr. le duc d'Orléans, actuellement roi des Français, ancien professeur particulier de pathologie interne, explicateur et commentateur de la Médecine philosophique d'Hippocrate
et des médecins de l'antique Grèce et de Rome, cours auxiliaire du
collége royal de France; auteur du *Précis historique des maladies
chroniques organiques et nerveuses*, du *Traitement de ces maladies par sa méthode éclectique ou choisie et combinée*; de l'*Avis
important sur la santé publique*; médecin des épidémies; médecin
honoraire du bureau de bienfaisance du 7e arrondissement et de la
Société Maternelle de la Ville de Paris, où il a obtenu des médailles pour ses travaux sur la vaccine, la médaille du choléra épidémique de Paris de 1832; membre de diverses académies de France
et de l'étranger; auteur du *Spécifique neutralisateur* des acrimonies scrofuleuses, dartreuses, cancéreuses du sein, de l'utérus,
des voies urinaires, digestives et de la génération, préparé par
M. GARDET, pharmacien.

1846

Lettre adressée à messieurs les maires des principales communes des environs de Paris, contenant offre de services en faveur des personnes atteintes de maladies anciennes ou chroniques graves et qui, ayant résisté aux moyens curatifs ordinaires, ont si souvent cédé à la méthode éclectique et rationnelle du D^r D.

LE DOCTEUR DORNIER, RÉSIDANT A PARIS, RUE DE LA TIXERANDERIE, 25.

A M. le Maire de la commune de

Monsieur le Maire,

Le docteur Dornier, de la Faculté de Paris, exerçant la médecine dans la capitale depuis 28 ans, a l'honneur de vous prévenir qu'il continue à recevoir tous les jours, de midi à quatre heures, à son cabinet médical, rue de la Tixéranderie, 25, en face l'Hôtel-de-Ville, les malades qui ont l'habitude de s'adresser à lui pour le traitement spécial des maladies graves et anciennes qui, ayant résisté aux moyens curatifs ordinaires, paraissent d'une nature incurable, et dont les malades, abattus et découragés, se considèrent comme abandonnés aux seuls efforts de la nature.

Ainsi, les malades des communes des environs de Paris, qui se présentent à son cabinet munis d'un certificat des bureaux de bienfaisance, continuent d'y recevoir des conseils, des ordonnances gratuitement, et, lorsque le malade se trouve être un chef de famille qui, par la gravité du mal, ne peut se rendre à Paris pour le consulter, M. Dornier entreprend de le traiter *gratis* par correspondance, à l'aide d'*un exposé de la maladie* donné par malade ou le médecin qui le dirige, exposé envoyé franc de port par M. le Maire au Dr Dornier, directeur du cabinet médical de l'Hôtel-de-Ville, rue la Tixeranderie, 25, ci-devant 13. Si ce docteur n'obtient tout le succès désiré de ce genre de traitement et que sa présence sur les lieux puisse devenir avantageuse au malade, il s'y transporte de suite, sur l'avis que M. le Maire lui en donne, se joint au médecin qui traite le malade, si on le désire, et, lui faisant toujours abandon de ses honoraires pour sa consultation, il n'accepte que le remboursement de ses frais de voyage.

M. Dornier espère avoir l'honneur, un de ces jours, en vous présentant ses civilités, de vous exhiber ses titres à la confiance publique et ses droits à votre considération comme à votre bienveillante protection (1).

Agréez, monsieur le Maire, l'assurance de la haute considération avec laquelle j'ai l'honneur d'être votre très humble serviteur,

Le Dr DORNIER.

Paris, ce 30 décembre 1846.

---

(1) EXQUISSE DE SES TITRES, TRAVAUX ET SERVICES. Docteur en médecine de la Faculté de Paris, 27 février 1817, traducteur des œuvres complètes d'Hippocrate et de Celse, dédiées à S. A. R. Mgr le duc d'Orléans, actuellement roi des Français, ancien professeur particulier de pathologie interne, explicateur et commentateur de la Médecine philosophique d'Hippocrate et des médecins de l'antique Grèce et de Rome, cours auxiliaire du collége royal de France; auteur du *Précis historique des maladies chroniques organiques et nerveuses; du Traitement de ces maladies par sa méthode éclectique ou choisie et combinée; de l'avis important sur la santé publique,* et autres mémoires des sciences médicales, médecin des épidémies, médecin honoraire du bureau de bienfaisance du septième arrondissement et de la Société maternelle de la ville de Paris, où il a obtenu des médailles pour ses travaux sur la vaccine, la médaille du choléra épidémique de Paris de 1832, membre de diverses académies de France et de l'étranger, auteur du spécifique neutralisateur de toute acrimonie.

Imprimerie Lange Lévy et compagnie, rue du Croissant, 16.

PERFECTIONNEMENT DE LA MÉDECINE PRATIQUE

D'APRÈS LA MÉTHODE D'HIPPOCRATE.

Notre méthode curative est, comme celle d'Hippocrate, fondée sur un grand nombre d'observations de malades traités par un petit nombre de médicamens simples, mais des plus efficaces. Ainsi, notre pratique est éclairée par l'expérience et les progrès des siècles; et nous ne sommes point partisans de ce système qui prescrit toujours et pour tous les maux les saignées et les sangsues, dont on fait encore un abus si étrange, si déplorable. Nous n'employons ces moyens extrêmes que dans des cas urgens, et où il est impossible de s'en passer. Par l'usage exclusif des saignées, selon Broussais, on soustrait le sang parce qu'il est échauffé, enflammé. Mais nous croyons avoir rendu service à l'humanité en cherchant à *rafraîchir le sang, à le dépurer*, et à en expulser l'impureté, sans enlever au corps cet aliment réparateur de nos forces, cette chair coulante si essentielle à la vie et à la bonne santé. Aussi, le but principal de tous nos efforts est d'épargner le sang, et de suppléer aux saignées par l'usage des boissons délayantes, des bains, des pastilles dépuratives et de notre sucre laxatif. Louis XIII fut saigné quarante fois dans une année; il eut toujours une santé valétudinaire et fut faible d'esprit. Louis XIV était souvent purgé par Fagon, médecin de ce monarque; il fut robuste de corps et d'une force d'esprit inébranlable. Les laxatifs sont donc préférables aux saignées.

Nous ne sommes arrivés au perfectionnement de notre méthode qu'à force d'observations et d'expérimentations, de travaux et de veilles; nous avons puisé dans toutes les sources de la science. Après les œuvres d'Hippocrate, observateur modèle, nous avons compulsé les travaux des praticiens les plus célèbres de l'antiquité et des temps modernes; nous rendons également hommage aux travaux des grands observateurs nos contemporains de tous les pays, avec lesquels nous sommes en relation sur la science; car chacun d'eux a apporté au progrès de notre art le tribut de son expérience, dont nous faisons toujours avec empressement profiter les malades qui nous honorent de leur confiance.

Ainsi, les succès nombreux que nous obtenons de no-

tre méthode curative ont produit les résultats les plus
heureux. Une foule de malades qui avaient déjà subi d'autres traitemens sans aucune amélioration, sont venus auprès de nous solliciter un soulagement à leurs maux ; et
leur guérison, à laquelle ils pouvaient à peine croire,
publiée par eux-mêmes, remplissait l'ame des malheu-
reux souffrans de la plus grande confiance ; et ceux-ci
venaient à leur tour nous demander les moyens de recouvrer leur santé, après laquelle ils soupiraient en vain depuis bien des années. L'affluence journalière des malades
dans notre cabinet de consultation, attirés par des guérisons
nombreuses et surprenantes, attestent que notre méthode
curative est supérieure aux moyens ordinaires. Les mémoires à consulter nous arrivent également de toute part. Nous
avons chaque jour l'occasion de voir venir nos malades s'é-
pancher en témoignages de satisfaction et de reconnaissance,
et même de voir couler leurs larmes de joie d'être délivrés de leurs maladies. Et nous possédons des certificats
authentiques et des lettres, dignes d'être cités, d'un grand
nombre de malades de Paris, des provinces et même des
pays les plus lointains, qui nous donnent les marques les
plus bienveillantes de leur satisfaction et de leur gratitude.
Les éloges qu'ils nous adressent, dans l'effusion de leur
cœur, sur la parfaite délivrance de leurs maux, prouvent
assez la supériorité de notre méthode curative sur celles
suivies à leur égard, sans succès, par une foule de médecins, et attestent que nos procédés ont opéré un perfectionnement notable dans le traitement général des maladies chroniques les plus rebelles. Il était tout naturel que
certains de nos malades, qui croyaient bien ne jamais
guérir, tant ils avaient vu échouer de fois le traitement
de leurs médecins, voulussent bien nous exprimer leur
joie et leur satisfaction par leurs lettres, puisqu'ils goû-
tent paisiblement au sein de leur famille les heureux effets de la bonne santé par l'emploi bien observé de notre
méthode curative. En effet, que de gens sont venus nous
consulter, découragés, désespérés qu'ils étaient de voir
leurs médecins, qui, croyant que leurs maux étaient incurables, leur avaient dit : Votre mal est trop ancien, trop
enraciné, dès qu'il a résisté à tant de traitemens ; nous
avons épuisé toutes nos ressources sans succès ; il faut
l'abandonner aux efforts de la nature, et vivre avec son
ennemi puisqu'on ne peut le détruire ; ou bien allez voir
les médecins de Paris, ils ont des moyens extraordinaires ;
allez voir les médecins de la Société hippocratique, ils
font merveilles, dit-on, essayez-en.

Ces malades, ennuyés de souffrir, sont enfin venus à

notre cabinet en désespoir de cause. Il nous ont fait l'exposé de tous leurs maux, et se sont décidés à suivre exactement notre méthode, aussi peu dispendieuse qu'efficace, et ils s'en sont retournés parfaitement guéris ; et, s'étant trouvés exempts de récidive, ils nous ont envoyé et nous envoient encore de nouveaux malades, en nous les recommandant.

D'une autre part, un certain nombre d'étrangers, en proie aux souffrances d'anciennes maladies organiques et nerveuses, étaient venus à Paris, sans aucun succès, chercher à obtenir leur guérison chez beaucoup de praticiens du plus grand mérite. Après bien des tentatives infructueuses, ils sont venus nous consulter à notre tour ; ils avaient eu connaissance de nos guérisons surprenantes, obtenues chez quelques uns de nos malades.

Ces étrangers sont donc venus implorer les secours de notre expérience. Eh bien ! ils se sont soumis à notre traitement, à notre régime, et nous leur avons, en quelques jours, procuré un soulagement si marqué, puis une amélioration si prononcée, qu'ayant encore continué nos soins avec cette docilité, cette persévérance et cette confiance que des succès de chaque jour venaient affermir, à leur grand étonnement, nous les avons, en peu de temps, conduits à leur guérison définitive, et ils ont pu s'en retourner en parfaite santé. Depuis, ils nous ont écrit qu'ils avaient fait leur voyage sans se ressentir d'aucun dérangement de leur gastralgie, de leur gastro-entérite, compliquée de maladie du foie, etc. et ils continuent à se bien porter dans leur patrie. Et leurs familles ont été bien surprises de les voir revenir entièrement délivrés, comme par enchantement, de maladies qui avaient fait si longtemps le tourment, le désespoir de leur existence, celui de leurs proches, comme aussi celui de leurs médecins. Aussi, nous écrivent-ils : Nous avons peine à croire au bonheur que nous goûtons par le retour de notre santé. Mais nos médecins, tout ébahis, nous disent : Oh ! attendez ; ne vous réjouissez pas tant d'un mieux évident mais passager ; vous êtes encore sous l'influence du traitement que vous avez suivi, et sous le charme d'un changement de pays et de vos habitudes, ce qui comprime vos maux amortis pour un moment, et ce bien-être enchanteur que vous éprouvez n'est qu'un bien imaginaire qui ne sera pas de longue durée ; vous verrez bientôt éclater vos anciennes maladies comme une bombe, et avec plus de violence que jamais. Eh bien ! les fâcheuses prédictions de nos médecins, ajoutent-ils, ne se sont point réalisées ; cinq, dix, quinze, vingt et vingt-cinq ans se sont écoulés, et les personnes nous écrivent encore qu'elles n'ont jamais ressenti aucune atteinte de leurs anciennes et douloureuses maladies, qu'elles ont recouvré leur gaîté et sont même devenues plus vives, plus fortes et plus vigoureuses que jamais.

Exposé de notre méthode curative. —1° Nous employons d'abord toute la puissance de nos moyens palliatifs pour calmer les douleurs, diminuer les souffrances de nos malades, qui, à elles seules, sont déjà une sorte de maladie, et cela afin de disposer les organes à être mieux préparés aux bons effets de notre traitement. Et tout en admettant que le sang soit vicié ou altéré dans la plupart des maladies, nous n'avons presque jamais recours à l'usage des saignées, afin de ne pas épuiser les forces des malades en leur enlevant inutilement du sang, ce fluide réparateur si indispensable ; car le sang est l'aliment de la vie, dit Hippocrate. Aussi, nous évitons que nos malades aient jamais à regretter des pertes de sang irréparables ; ils se remettent promptement de leurs maladies, et n'ont jamais à subir ni rechute ni longue convalescence.

2° Nous cherchons ensuite à rafraîchir et à purifier la masse du sang des acrimonies que lui fournissent les miasmes et les mauvaises humeurs qui s'engendrent naturellement dans nos organes avant et pendant la maladie, à l'aide de nos dépuratifs rafraîchissans, internes et externes, les mieux appropriés, lesquels, par leurs combinaisons intimes avec les parties constituantes du sang, lui rendent ses qualités merveilleuses, qui rétablissent bientôt la santé.

3° Nous nous occupons ensuite de saisir le moment favorable d'expulser doucement les humeurs de toutes les cavités de nos organes qu'elles obstruent ou irritent par leur présence. Et pour balayer ces humeurs que les dépuratifs ont séparées de la masse du sang, nous employons nos deux purgatifs, ci-devant appelés sucre-mexico, dont nous avons fait connaître la formule modifiée, et qui est un de nos moyens les plus puissans, que nous faisons prendre à propos dès que nous en avons reconnu la nécessité par la maturité des humeurs, ce que nous reconnaissons à des signes qui échappent souvent aux yeux des praticiens moins observateurs. Nous les employons toujours avec ménagement et à propos, et sans crainte, toujours avec des succès véritables et surprenans, alors même que les malades ont été abandonnés de tous les médecins.

4° Nous recourons ensuite, vers la fin des maladies, à l'usage des toniques doux et efficaces, dont nous faisons un usage modéré pour ranimer tous les organes, et chercher à rétablir leurs fonctions, si importantes pour repousser les tendances à la prolongation de la maladie, comme aussi aux rechutes. C'est ainsi qu'au déclin des maladies, par des soins gradués, nous parvenons à épuiser les restes des maladies, et tout rentre dans l'ordre, sans que la convalescence traîne en longueur, ce qui équivaudrait à une seconde maladie, et qui serait peut-être suivi d'une série d'accidens plus ou moins dangereux. Tous ceux qui ont besoin de recouvrer leurs forces doivent suivre les gradations de notre régime fortifiant, et nous l'avons si bien combiné, que, s'il est exactement suivi, on en obtiendra toujours de bons effets; car c'est par une alimentation progressivement animalisée et succulente que nous finissons notre traitement.

Ainsi, comme on le voit, notre méthode curative résume toutes celles qui ont été sanctionnées par l'expérience des praticiens les plus recommandables, depuis Hippocrate jusqu'à nos jours; et ce court exposé sur la manière de conduire nos malades, doit suffire pour mettre le public en état de juger de son excellence et de sa supériorité sur toutes les autres.

Choix et perfectionnement de nos médicamens. — Personne n'a mieux senti que nous combien il était important de savoir flatter le goût des malades dans les médicamens qu'on leur prescrit. Aussi, grace à nos recherches pour les progrès de notre méthode et à nos procédés particuliers, nos médicamens ont pris, sous nos yeux, les formes et les saveurs les plus agréables, et cela d'après les principes du codex approuvé par le gouvernement. C'est ainsi que nous faisons accepter à nos malades toujours avec plaisir les remèdes les plus efficaces, les plus héroïques sans fatiguer les voies digestives. Toujours pris sans répugnance, ils ne sont jamais rejetés par les estomacs les plus délicats et les plus impressionnables. Les enfans eux-mêmes les recherchent avidement, et souvent les parens, pour qu'ils ne viennent pas à leur en soustraire, sont obligés de les éloigner de leurs regards.

Nous nous faisons scrupule d'affecter désagréablement la vue, l'odorat et le goût de nos malades par l'usage de ces médecines noires, nauséabondes, si lourdes à digérer, ou de ces purgatifs salins, âcres, amers, tels que les eaux minérales, si détestables à prendre, ces diverses poudres, ces pilules âcres et corrosives qui font si souvent naître des inflammations d'entrailles, des coliques, des diarrhées, qui laissent si souvent après leur usage des ulcères, des carcinomes au rectum; ces élixirs de longue vie, l'antiglaireux de Guillet, l'eau-de-vie allemande, et surtout le purgatif de Leroi, qui a fait tant de victimes, tous remèdes faits à l'esprit-de-vin, renfermant des résines âcres et incendiaires, et dont on fait un si grand abus quand l'on veut se purger sans consulter son médecin.

1° *Notre sucre purgatif* est donc le purgatif par excellence. Il réunit à lui seul toutes les qualités désirables sans avoir les inconvéniens de tant de purgatifs en usage. C'est donc un véritable service à rendre aux malades et aux médecins que d'avoir remplacé tous les purgatifs connus, si dégoûtans, si âcres et si irritans, par un purgatif fidèle et doux et d'un goût agréable, d'une facile digestion et qui agit sans nausées, ni dégoût, ni coliques. Ce précieux purgatif dont la réputation s'accroît chaque jour, convient à toutes les personnes qui veulent se purger au degré qu'elles désirent; car elles peuvent en calculer elles-mêmes la dose. Il convient à tout le monde, quels que soient l'âge, le tempérament ou les habitudes. Il suffit d'en varier les doses suivant les indices énoncés sur l'enveloppe de ce sucre purgatif qui est un dérivatif salutaire et puissant.

2° *Nos pastilles dépuratives hidrargirées* remplacent avantageusement et surpassent même tous les dépuratifs qui ont paru jusqu'à ce jour, tels que les sirops anti-scorbutique, de salsepareille, de Cuisinier, de Bellet, de pensées sauvages, etc. On les emploie avec le plus grand succès contre toutes les maladies de la peau, les dartres, la gale rentrée, dégénérée ou les dépôts de gale, les affections scorbutiques, scrofuleuses ou humeurs froides, les maladies virulentes, les flueurs blanches, les maladies laiteuses, etc.

3° *Notre pommade dépurative citrinée*, sorte de liniment, est un des remèdes externes qui obtiennent le plus de succès en frictions ou sous forme d'emplâtres dans les éruptions cutanées, les engorgemens des glandes, les dartres de mauvaise nature, comme les ulcères rongeans ou cancéreux du nez, de la face, du sein et de la matrice.

4° *Nos tablettes pectorales, calmantes, tridacées* sont souveraines dans les maladies de nerfs, les spasmes, les convulsions des enfans, les attaques de nerfs, l'hystérie, l'épilepsie, etc., les palpitations de cœur, l'asthme, les étouffemens, l'oppression, les maladies de poitrine, de l'estomac, du ventre, la toux nerveuse, la coqueluche, le crachement de sang, etc.; elles remplacent toujours avec le plus grand succès toutes les préparations réputées calmantes et antispasmodiques.

Tels sont les principaux médicamens de notre méthode curative, si douce, si rationnelle, que nous employons dans les maladies les plus variées, aiguës ou chroniques, quel qu'en soit le siége ou la nature. Au moyen de nos médicamens simples, qui sont inaltérables dans tous les temps, dans tous les climats, et d'un transport facile, on peut se traiter soi même, chez soi, ou en voyage, sans se déranger de ses occupations ; et ce traitement peut s'appliquer à toutes les situations sociales, et être suivi sans même que les personnes avec qui l'on se trouve habituellement puissent s'en apercevoir (1).

Enumération des principales maladies auxquelles s'applique notre traitement. — Toutes les maladies nerveuses de la tête, les migraines les plus invétérées, habituelles ou intermittentes, les douleurs, les névralgies de la tête, la danse de Saint-Guy, la paralysie, les attaques de nerfs, les convulsions des enfans, les tintemens et bourdonnemens d'oreille, la dureté de l'ouïe et la surdité prématurée, les écoulemens des oreilles, les maux de gorge virulens, scorbutiques, scrofuleux, dartreux, aphteux, les maux de l'intérieur du nez, les ulcères fétides, les polypes, les pustules, les ulcères dartreux, acrimonieux, etc.; les maux d'yeux chroniques, scrofuleux, les maladies des paupières.

Toutes les maladies de la poitrine, la toux, le catarrhe pulmonaire, les fluxions de poitrine, les pleurésies, les crachemens de sang, la pulmonie ; les maladies de l'estomac, la gastrite ou inflammation aiguë ou chronique de l'estomac, celles des intestins, la gastralgie, les maux de cœur, les aigreurs, les vomissemens, les maladies du pilore, les vomissemens chez les femmes enceintes, les pertes de l'appétit, les coliques, la constipation, le dévoiement, les maladies des femmes, celles de la matrice, les flueurs blanches , qui déterminent si souvent chez elles des accidens si graves, tels qu'un amaigrissement avec une fièvre lente, souvent suivie d'ulcères incurables.

Toutes les maladies de la peau, les affections dartreu-

---

(1) Ainsi, M. D..., après avoir fait un choix des meilleurs moyens curatifs dont il avait reconnu les véritables propriétés, en a formé de nouvelles combinaisons plus en rapport avec les progrès de l'art. Il a donc composé une collection de préparations magistrales d'un usage agréable et commode, pouvant se transporter et se conserver en cas de suspension du traitement. Ces préparations sont composées de manière à remplir plusieurs indications à la fois et être avantageusement employées dans la plupart des maladies. Cette collection jointe à d'autres combinaisons qui se font sur-le-champ, constitue notre méthode éclectique ou choisie et combinée dont l'application est chaque jour couronnée des plus heureux succès. Cette collection se trouve toute préparée dans une pharmacie spéciale ; mais aucune préparation ne doit être délivrée sans une ordonnance signée Dornier et renfermant toujours le *modus capiendi*, c'est-à-dire la manière d'en faire usage, qui doit toujours varier selon l'état actuel du malade.

ses, scrofuleuses, les taches, les pustules à la peau, la teigne, les maladies laiteuses, les gales rentrées, dégénérées et autres acrimonies invétérées, les engorgemens des glandes qui surviennent à l'époque critique des femmes, les éruptions croûteuses de la peau, le lait répandu, les dépôts de lait dans les glandes des différentes parties du corps, les engorgemens du sein suites d'un coup, les cancers des mamelles, que nous guérissons par un traitement à la fois local et interne, sans opération, par des fondans et des dépuratifs, l'hydropisie du ventre, des jambes, etc.

Les maladies du cœur, les palpitations, l'hypertrophie du cœur, les anévrismes, les amas de glaires de l'estomac ou pituites, sources d'affections les plus variées et les plus graves, les maladies du foie, la jaunisse, etc.

Les maladies des voies urinaires dans les deux sexes, le squirrhe des ovaires, les engorgemens de la matrice, les pertes utérines, les flueurs blanches, les flux séreux fétides, les ulcérations cancéreuses, les polypes, etc.; les maladies secrètes les plus invétérées, le catarrhe de la vessie, les rétentions, les incontinences d'urine, la gravelle, le calcul, etc.

Les vers intestinaux, le tœnia ou vers solitaire, les lombrics, les ascarides, etc. ne sauraient résister à l'usage de nos remèdes perfectionnés sur ceux consignés au Codex.

Les rhumatismes, la goutte sciatique, les douleurs de reins et des lombes, la goutte erratique, les engorgemens articulaires ou tumeurs blanches des coudes et des genoux, des dépôts froids par congestions, suite de la carie de la colonne vertébrale.

Les bienfaits de notre méthode pratique, éprouvée depuis vingt-huit ans d'exercice, sont incontestables dans les diverses maladies les plus invétérées et les plus rebelles. Elle a fait merveille tant en France qu'à l'étranger.

C'est donc avec toute confiance que les malades pourront continuer de venir nous consulter. Vainement chercheraient-ils ailleurs des remèdes plus efficaces à leurs maux. Leur guérison est assurée, s'ils veulent suivre avec exactitude notre traitement et notre régime.

Faits de guérisons opérées par notre méthode.

Les faits que nous citons ici sont authentiques. Chacun d'eux est signé, et la signature légalisée. On peut donc se présenter chez les individus qui en sont le sujet, pour en acquérir la certitude. Nous possédons en outre une masse de faits de guérisons, dans notre recueil, qui viennent à l'appui de ceux-ci et que nous pouvons communiquer à ceux qui le désirent. Mais nous ne livrons jamais à la publicité que les noms des personnes qui nous y autorisent.

1er *Fait.* — Par reconnaissance des bons soins que j'ai reçus de M. le docteur Dornier, et dans l'intérêt de ceux qui pourraient se trouver dans cette malheureuse position où je me suis trouvé moi-même, vous pouvez joindre mon certificat à ceux que contient votre recueil d'observations de guérisons. Quant à moi, je déclare que, d'après plusieurs consultations de médecins, il fallait ou me faire l'amputation de la jambe ou mourir ; car la gangrène devait terminer ma triste existence. Depuis long-temps, je ne pouvais nullement me servir de cette jambe par des douleurs atroces qui me tourmentaient constamment. Ma jambe, qui était beaucoup enflée, offrait une plaie livide et très large, très profonde et de couleur noirâtre au centre ; elle exhalait une odeur des plus infectes. Je m'adressai donc à M. le docteur Dornier, qui m'ayant bien examiné promit de me guérir ; un pansement fit sortir de ma plaie une grande quantité d'eau rousse, qui me soulagea beaucoup. Je fus soumis à la fois à un traitement interne et externe ; j'étais purgé tous les quatre jours, je prenais tous les jours des pastilles dépuratives, etc., et en deux mois je fus parfaitement guéri quoique âgé de soixante-trois ans.

J'ai cru devoir, par pure précaution seulement, continuer encore mon traitement pendant deux mois de plus pour achever de dépouiller la masse du sang de tout ce qu'elle pouvait contenir d'impur ou d'acrimonieux, et par l'usage des fortifians, des toniques et d'un bon régime, j'ai vu mes forces se consolider et me suis bientôt retrouvé en bonne et parfaite santé. Depuis cette époque, j'ai repris le cours de mes occupations et je suis devenu beaucoup plus fort que je n'étais avant ma maladie, et voilà une année d'écoulée depuis ma guérison et je n'ai plus rien ressenti de mon ancien mal. Je délivre donc ce certificat pour rendre hommage à la vérité. — Chatou, ce 1er décembre 1844. Signé : DUVAL, maître charron à Chatou. — Vu pour la légalisation de la signature ci-dessus. Le maire de Chatou. Signé : DÉLIVRÉ.

2e *Fait.* — Je, soussigné, déclare avoir été malade pendant cinq mois et surtout alité pendant trois mois, en 1843, et avoir été abandonné de plusieurs médecins. Ma position s'aggravait encore en pensant que ma femme étant enceinte, j'allais la laisser sans appui si je venais à mourir. Dans le moment de mon désespoir, j'apprends que le docteur Dornier se trouvait être venu dans notre commune donner ses soins au sieur Jacques Duval pour une jambe qui, d'après le dire de tous les médecins, ne lui laissait d'autre espoir que l'amputation ou la mort.

Je le fis demander et je reçus sa visite. Il fut pour moi si consolant et si encourageant, que je lui accordai toute ma confiance. Seulement, je craignais ne pouvoir pas lui offrir l'indemnité que semblait exiger sa réputation ; mais il mit autant de modération dans le prix de ses honoraires que de zèle et de lumières à me sauver la vie. Parmi les médecins qui m'avaient abandonné, les uns me disaient poitrinaire, les autres que j'avais le pilore, d'autres des obstructions au foie ; enfin, que plusieurs maladies des plus graves m'accablaient à la fois et que je n'en pouvais guérir. Les médecins de la Société hippocratique m'ayant bien examiné, me dirent qu'il y avait bien en effet complication de maladie, mais qu'ils espéraient me guérir complétement. — *Détails de ma maladie* : Toux avec expectoration plus abondante le matin que le soir ; douleurs de la poitrine et entre les deux épaules ; respiration courte et quelquefois douloureuse avec des accès d'étouffemens, des sueurs durant la nuit ; coliques sourdes avec un léger cours de ventre ou une constipation de quelques jours, grande faiblesse des reins et des jambes ; face tantôt pâle et livide, tantôt rouge aux pommettes ; sentiment de chaleur et de pesanteur dans l'estomac par l'usage des plus légers alimens ; ventre ballonné par des vents ; digestion difficile toujours suivie d'un mouvement de fièvre ; maigreur et peau terreuse ; accès d'étouffement la nuit, pendant lesquels le poids des couvertures était devenu incommode par des menaces de suffocation, etc. On me donna à plusieurs reprises du sucre purgatif, et chaque jour des tablettes pectorales calmantes, tridacées, et des pastilles dépuratives pour le sang, et en peu de temps je me trouvai mieux ; puis, pour terminer ma maladie, on ajouta des potions toniques ; et l'usage d'un régime fortifiant fit disparaître la fièvre lente qui m'épuisait depuis long-temps, et je me remis graduellement de ma longue maladie avec assez de rapidité ; depuis, je jouis de la meilleure santé ; et voilà une année que je suis rétabli complétement. — Chatou, ce 1er décembre 1844. Signé : TAILLENDIER. — Vu pour la légalisation de la signature du sieur Taillendier fils. Le maire de Chatou, Signé : DÉLIVRÉ.

3e *Fait.* — J'étais atteint depuis dix ans d'une gastrite des plus opiniâtres, des plus terribles, au point que depuis sept ans je ne vivais que de lait. J'étais tellement désespéré de me voir dans un état aussi alarmant, que j'étais sans cesse tourmenté d'idées noires, d'idées de mélancolie et d'envies de me détruire, vu que je n'avais éprouvé aucun soulagement des divers traitemens que j'avais suivis, car j'avais consulté beaucoup de médecins. Mais ayant entendu parler des guérisons extraordinaires que les médecins de la Société hippocratique obtenaient tous les jours, je me décidai à les appeler auprès de moi ; mais je craignais d'être du nombre de ceux qui ne pouvaient guérir, et j'avais peu de confiance aux médecins ; ma femme, qui m'avait déterminé à prendre leur avis, m'amena le docteur Dornier, et j'entrepris de suivre son traitement. Je pris donc du sucre purgatif, des tablettes pectorales et calmantes et des pastilles dépuratives, et j'usai à l'extérieur de la pommade dépurative. Mon épouse mit un soin si empressé à m'administrer ces médicamens à propos, qu'en un mois j'avais obtenu beaucoup de mieux ; alors je me rassurai sur ma position ; l'espérance d'une amélioration plus grande me consolait ; et, au bout de cinq mois de traitement, je fus guéri au point de faire usage de toute nourriture sans me priver de vin. Je repris donc graduellement le cours de mes occupations, et bientôt je pus vaquer à mes affaires, comme si je n'avais jamais été malade. Depuis dix ans que je suis guéri radicalement, je n'ai éprouvé jamais le moindre malaise qui pût se rapporter à mon ancienne maladie. Il n'y a personne dans la commune de Sanois qui ne connaisse ma guérison, et qui ne soit émerveillé d'une si surprenante guérison et d'un si beau retour à la santé. Ainsi, je vous dois donc la vie et le bonheur de jouir d'une santé inespérée. Mon dévoûment et ma reconnaissance n'égaleront jamais le prix de vos bienfaits. Vous me demandez la faculté de donner de la publicité à l'histoire de ma maladie, je vous l'accorde avec d'autant plus de plaisir que c'est rendre service à l'humanité que de vous rendre un public hommage, puisque c'est fixer l'attention des malades sur les guérisons surprenantes que vous avez le bonheur d'opérer.

Je saisis cette occasion pour donner au docteur Dornier une nouvelle marque de ma reconnaissance pour les soins aussi généreux qu'efficaces qu'il a donnés à mon neveu Laurent, seul rejeton de trois familles. Il lui était survenu une énorme tumeur scrofuleuse au milieu de l'épine du dos qui le mettait dans une position alarmante. Ses parens l'avaient fait voir à plusieurs médecins des environs et même à ceux de Paris. Tous avaient annoncé qu'il n'y avait pas moyen de lui faire dissoudre sa tumeur. On y fit une incision qui ne servit qu'à faire beaucoup souffrir l'enfant, sans avoir, en rien, diminué la forme ni le volume de cette tumeur. Lorsque j'appris ce qui en résultait, je pris mon neveu et le conduisis au cabinet médical de la Société hippocratique, et le docteur Dornier lui fit subir un traitement interne, et, en même temps, lui fit une application sur la tumeur, qui, en huit jours, diminua singulièrement, et se trouva avoir changé de forme et de consistance; puis ayant ainsi continué les applications chaque jour et l'usage des pastilles dépuratives et du sucre purgatif pendant deux mois consécutifs, aidé d'un régime exactement suivi, la tumeur a disparu en s'affaissant progressivement, et mon neveu s'est remis de son état de langueur et de maigreur, et a bientôt repris ses forces et sa vigueur pour jouir de la santé la plus inespérée, et il ne s'est jamais ressenti d'aucune atteinte de son infirmité. Voilà donc un nouveau motif de reconnaissance à vous faire agréer et que vous voudrez bien adjoindre au certificat précédent, pour affirmer deux faits de guérisons notables dans notre famille.—Sanois, ce 4 décembre 1844. Signé : (Louis-Jacques) LAURENT, propriétaire. — Vu pour la légalisation de la signature du sieur Laurent. Le maire de Sanois. Signé : AUMONT, notaire.

4e *Fait.* — La révolution de 1830 me causa une frayeur si grande que mon corps fut couvert de dartres, surtout à la figure, qui en était ulcérée. Mes jambes devinrent enflées, et les dartres qui les recouvraient s'ouvrirent; il en résulta de larges ulcérations qui s'agrandissaient tous les ans. On m'avait conseillé d'exposer mes jambes au courant de la rivière, et je me soumis à ce moyen pour diminuer la violence de mes douleurs pendant le mois d'août 1843; ces bains me soulagèrent; ils semblaient rafraîchir et diminuer l'odeur de putréfaction qui s'échappait de mes plaies; mais tout cela ne me guérissait pas. J'entendis parler du traitement qui avait guéri miraculeusement Jacques Duval, de Chatou, où j'allais prendre mes bains de rivière. Je demandai le docteur Dornier, de la Société hippocratique, et je me mis entre ses mains pendant environ trois mois, et ce temps-là suffit pour me guérir ma figure, mon corps et mes jambes. Et, dans la crainte que la guérison ne fût complète, j'ai continué mon traitement pendant deux mois de plus, et depuis le 1er janvier 1844 je n'ai fait usage d'aucun médicament; je me trouve plus robuste qu'auparavant. Mes parens, mes amis, mes voisins et mes connaissances sont tous restés surpris d'une pareille guérison. Car ma maladie avait résisté depuis treize ans à tous les traitemens que différens médecins m'avaient ordonnés. J'ai pris du sucre purgatif et des pastilles dépuratives, et j'ai usé de la pommade dépurative à l'extérieur pendant trois mois; et depuis je ne me suis jamais ressentie de mes dartres. J'autorise donc le docteur Dornier à donner toute la publicité qu'il jugera convenable à mon étonnante guérison. — Rueil, ce 5 décembre 1844. Signé : femme CHATON, place du Guet. — Vu pour la légalisation de la signature de la femme Chaton. Le maire de Rueil. Signé : ROTTANGER.

5ᵉ Fait. — Il y a environ une année qu'à la suite d'une couche je tombai gravement malade, et il me survint autour de l'anus une tumeur qui prit de l'accroissement, et de laquelle je souffrais beaucoup. Une autre tumeur encore plus considérable me survint en même temps au milieu du corps, de la forme d'un gros champignon. Les médecins de Rueil firent tout leur possible pour me guérir; mais il y avait toujours augmentation des végétations et de mes douleurs. J'allai consulter plusieurs médecins de Paris; je suivis leurs divers traitemens sans amélioration; puis ils me conseillèrent de me laisser couper ces masses de productions végétatives, et j'y renonçai. J'entendis alors parler des succès des médecins de la Société hippocratique. Le docteur Dornier m'entreprit, et, par son traitement avec les pastilles dépuratives, le sucre purgatif et les applications de pommade dépurative, etc., mes douleurs se calmèrent, mes tumeurs diminuèrent progressivement, et, en trois mois, je fus parfaitement guérie sans aucune opération, et je ne me ressens plus d'aucune atteinte de cette douloureuse maladie que l'on disait devoir devenir un cancer. Ce qui me détermina à mettre toute ma confiance en ces messieurs, ce sont plusieurs malades qui avaient eu, me dirent-ils, des tumeurs analogues et qui s'étaient trouvés parfaitement guéris par leur traitement, sans récidive après un laps de temps de 10 à 15 ans. C'est donc pour moi un devoir de rendre hommage à la vérité et d'exprimer à ces messieurs toute ma reconnaissance pour leurs bons soins. J'ai changé de demeure depuis ma guérison ; je reste actuellement à Puteaux, près Neuilly-sur-Seine. — Puteaux, près Neuilly-sur-Seine, 5 décembre 1844. Signé : femme MARTIN. — Vu pour la légalisation de la signature de la femme Martin. Le maire de Puteaux. Signé : PITOIS.

6ᵉ Fait. — Je, soussigné, Gabriel, marchand fruitier à Nanterre, certifie que j'ai été atteint pendant dix ans de deux ulcères profonds et livides aux jambes, qui me faisaient tellement souffrir que, pendant deux mois, je ne pouvais goûter de sommeil ni prendre aucun repos, ni jour ni nuit, malgré les soins de plusieurs médecins, qui avaient estimé mon mal incurable à cause de mon âge avancé et l'ancienneté de ma maladie. Mais j'avais entendu parler des guérisons extraordinaires qu'avaient obtenues les médecins de la Société hippocratique ; je les consultai donc alors, et en peu de jours de leur traitement ma position s'améliora beaucoup ; je goûtai du sommeil, et trois mois me suffirent pour voir guérir graduellement mes ulcères, et leurs cicatrices se consolidèrent ensuite en deux mois, et depuis je ne me suis jamais ressenti de mon mal. J'ai été soumis à l'usage des pastilles dépuratives; on m'a pansé avec la pommade dépurative ; j'ai pris très souvent du sucre purgatif, etc. ; j'ai suivi un régime particulier à ma position. Puis, sur la fin de ma guérison, j'ai fait usage de toniques amers et aromatiques pendant encore deux mois pour affermir ma santé, et je me porte très bien depuis cette époque.

J'autorise donc le docteur Dornier, qui a opéré ma guérison, à donner à celle-ci toute la publicité qu'il jugera devoir lui donner. — Nanterre, 1er décembre 1844. Signé : GABRIEL, marchand fruitier, à Nanterre. — Vu pour la légalisation de la signature du sieur Gabriel. Le maire de Nanterre : Signé DELAHAYE.

7e *Fait.* — Je soussigné, Camus Léon, éditeur lithographe, à Paris, rue Saint-Martin, 29, autorise le docteur Dornier à donner à la présente déclaration toute la publicité qui lui conviendra de la guérison aussi surprenante qu'inespérée de mon fils, âgé de onze ans, atteint d'un dépôt scrofuleux de l'avant-bras droit. J'avais perdu mon fils aîné d'une maladie analogue. Je ne lui avais rien négligé : ni les conseils de différens docteurs, ni les soins que l'on donne à un fils chéri, et rien ne put l'empêcher de périr. Mon second fils avait la même maladie. Son bras droit était dans une terrible position ; il ne pouvait exécuter que de très faibles mouvemens de ce membre. Tout l'avant-bras était recouvert d'ulcères profonds et larges qui rendaient une quantité d'humeur de mauvaise nature et d'odeur fétide. L'enfant devenait maigre et faible tous les jours par une fièvre lente qui l'exténuait. Tous les médecins que je consultai avaient une opinion unanime : celle de l'amputation du membre ; et ils ne me garantissaient pas que la maladie ne se reproduirait pas dans une autre partie. Enfin j'étais désespéré de sa fâcheuse position lorsque j'entendis parler des effets si extraordinaires et si efficaces du traitement des médecins de la Société hippocratique. Je le conduisis donc auprès du docteur Dornier, qui me rassura en me promettant de le guérir ; et mon fils fut soumis à son traitement interne et externe. La surface des os de l'avant-bras, du poignet jusqu'au coude, qui était enkylosé, offrait plusieurs parties qui semblaient cariées ; mais les applications de sa pommade dépurative ne tardèrent pas long-temps à ranimer les parties osseuses et charnues, et à les amener à une prompte cicatrisation ; et l'enfant reprit des forces et de l'embonpoint, et alla de mieux en mieux. L'articulation du coude s'est dégorgée ; le mouvement s'y est rétablie, et tout l'avant-bras se trouve cicatrisé et dégorgé de l'ancienne enflure qu'une longue inflammation y avait établie. Aujourd'hui il est parfaitement guéri, et il n'éprouve dans son bras aucune douleur, et il s'en sert maintenant comme de celui où il n'a jamais eu de mal ; il ne reste que de profondes cicatrices où la peau adhère aux surfaces qui ont été cariées, cicatrices qui attestent encore la gravité de la maladie et les heureux bienfaits du traitement. Ainsi, dans l'intérêt des personnes qui se trouvent affectées de cette affreuse maladie, nous ne refuserons jamais de montrer à qui le voudra le bras qui a été le siége d'un tel désordre, et qui a repris force et vigueur. J'ai donc délivré le présent certificat pour rendre hommage à la vérité. — Paris, ce 5 décembre 1844. Signé : LÉON CAMUS, lithographe, rue Saint-Martin, 29.— Vu pour la légalisation de la signature du sieur Camus. Le commissaire de police du quartier des Lombards. Signé : GRONFIER-CHAILLY.

8e *Fait*. — Je, soussigné, vicaire général et supérieur du grand séminaire de Meaux, certifie avoir appris, de science certaine, que différens élèves de notre établissement avaient été traités par MM. les docteurs de la société hippocratique , et soumis à l'usage de leur méthode curative, et qu'ils s'en sont parfaitement bien trouvés. En foi de quoi j'ai délivré la présente attestation sur la réquisition qui m'en a été faite, et pour servir et valoir ce que de droit. — Meaux, ce 9 janvier 1838. Signé : PRUNEAU. — Vu pour la légalisation de la signature de M. Pruneau. L'adjoint délégué. Signé : POTTIER.— Vu pour la légalisation de la signature de M. Pottier. L'auditeur conseiller d'état, sous-préfet de Meaux. Signé ROZELLY.

9e *Fait.*— *Obs. scrof.* — Mon fils , âgé aujourd'hui de cinq ans, était atteint à l'âge de treize mois, lorsqu'il revint de nourrice , d'une affection scrofuleuse au doigt du milieu de la main gauche. Il y a environ deux ans, mon fils fut présenté au cabinet de consultation de la Société hippocratique ; les dépuratifs, le sucre purgatif et la pommade dépurative, etc. furent employés. Le développement des glandes disparut sans suppuration, et le doigt fut guéri complétement dans l'espace d'un an , quoique plusieurs docteurs eussent déclaré qu'il fallait couper ce doigt, et malgré ladite opération ils ne voulaient pas se charger de le guérir. Depuis   ans de e traitement, il n'y a pas eu la moindre marque du retour de cette terrible maladie.

L'usage du sucre purgatif et des tablettes m'a guéri d'une toux opiniâtre qui me tourmentait depuis long-temps. — Paris, 26 février 1837. Signé : GASNE, rue Bel-lefond, 14.

10e. *Fait. — Obs. scrof.* — Je naquis avec une dartre à la figure qui augmentait à mesure que je grandissais ; cette dartre rongeante donnait à ma figure un aspect re-poussant; il semblait que je n'étais pas né pour la société, puisque tout le monde paraissait me rebuter. — Je subis divers traitemens , et après toutes les épreuves possibles, les docteurs qui m'avaient traité annoncèrent que j'étais inguérissable ; d'autres déclarèrent que lorsque la ma-ladie venait de naissance le traitement était inutile. — Dans cette position désespérante , je réclamai les soins de la Société hippocratique, et ses médecins m'administrèrent des dépuratifs, le sucre purgatif, etc., et par ledit traitement j'ai été entièrement guéri depuis environ un an. — Paris, 7 mars 1837. Signé HUROT, âgé de vingt-deux ans , rue Sainte-Elisabeth, 10.

11e *Fait. — Mal. org. du bas-ventre.* — J'étais malade depuis plusieurs années par des douleurs poignantes, un malaise général et continuel du bas-ventre. J'avais essayé divers traitemens , et je n'ai été soulagé que par celui de la Société hippocratique. — Paris, ce 7 mars 1837. Signé CHARLES, rue Sainte-Elisabeth, 10.

12e *Fait. — F. lente nerv.* — Mon fils, âgé de sept ans, qui fut traité par les médecins de la Société hippocrati-que , avait toujours été maladif, et lorsqu'il était un peu mieux, il était toujours languissant. Depuis cette époque, il est devenu frais, bien portant , et aussi robuste que s'il n'eût jamais été malade. — Moi-même j'étais depuis long-temps fatiguée par le sang ; on était obligé d'em-ployer souvent les saignées ou les sangsues , qui ne pro-duisaient qu'un soulagement momentané ; l'usage du sucre purgatif m'a guéri complétement ; et depuis trois années le sang ne m'a plus fatigué, et je jouis d'une très bonne santé. — Paris, le 7 mars 1837 Signé : DESOLLES, forgeron-bourrelier, passage du Cheval-Rouge, rue Saint-Martin, 271.

13e *Fait. — Gastrite chr., abus des sangsues.* — Il y avait huit mois que j'étais toujours malade à la suite d'une couche ; j'éprouvais des insomnies, des douleurs dans la poitrine, dans les intestins, les membres courbaturés. On m'a traitée long-temps pour une inflammation générale et chronique, j'avais en outre une gastrite chronique et un dévoiement depuis quatre ans, digérant avec peine, ne vivant presque que de laitage. J'étais ennuyée de l'existence, car j'avais consulté et suivi en vain les traitemens des premiers médecins de la capitale, qui m'avaient soignée dix-huit mois et fait poser deux cents sangsues à des intervalles très rapprochés, puisqu'en deux jours on m'en a posé quarante. Désespérée de ma position, je fus consulter les médecins de la Société hippocratique, et en peu de temps j'éprouvai un soulagement étonnant et bientôt ma guérison complète. Depuis plus d'un an, je suis très bien portante, guérison que je dois au traitement que les médecins de ladite Société m'ont ordonné. Mon mari éprouvait des courbatures continuelles : l'usage du sucre purgatif l'en a débarrassé. — Dans les trois années précédentes mes enfans ont été malades et guéris par les mêmes médecins. — Paris, le 7 mars 1837. Signé : F. Moreau, marchand de vins, rue des Amandiers-Popincourt, 32.

14° *Fait.* — *Céréb. chroniq.* — Mon épouse, fatiguée par le sang et des maux de tête violens, fut consulter les docteurs de la Société hippocratique ; il lui fut administré du sucre purgatif, des dépuratifs pour dépurer la masse du sang, et toutes ses indispositions disparurent. Quelque temps après, mon frère fut dangereusement malade d'une péripneumonie compliquée de fièvre cérébrale ; les soins assidus des docteurs le rétablirent en onze jours. Quant à moi, j'étais désespéré depuis sept ans ; il me fallut des preuves aussi convaincantes que celles que j'avais sous les yeux pour me décider à subir un nouveau traitement, attendu que plusieurs médecins m'avaient abandonné, et que les dépenses que j'avais été forcé de faire pour me soigner dans ces divers traitemens me forcèrent d'avoir recours à l'hospice Saint-Antoine, où je fus quatre fois, et quatre fois j'y restai de trois à cinq semaines. Je devenais enflé, le ventre ballonné, avec des coliques si fortes qu'elles me mettaient dans un état des plus pénibles, pendant lequel je mordais les personnes qui m'approchaient. Avec cette complication de maux, on m'a traité comme poitrinaire ; on m'a souvent exploré la poitrine. C'est par le traitement de la Société hippocratique, auquel je me suis soumis pendant deux mois environ, que j'ai été totalement guéri ; et depuis lors, je jouis d'une parfaite santé. — Paris, le 16 mars 1837. Signé : Canangre, traiteur, rue Neuve-Ménilmontant, 10.

15° *Fait.* — Mon épouse avait un ulcère à la langue qui la gênait beaucoup pour prendre des alimens ; elle avait des maux de cœur, des maux de tête violens, et ne trouvait aucune nourriture bonne ; le ventre était ballonné et volumineux. Dans l'espace de dix jours, elle fut parfaitement guérie. Voyant le succès que la Société hippocratique avait obtenu par son traitement, je me confiai à elle pour des douleurs d'estomac qui me fatiguaient depuis cinq ans, et qui étaient plus fortes au printemps. On m'avait considéré comme ayant le pilore ; l'usage du sucre purgatif, des tablettes pectorales calmantes, des dépuratifs pour purifier la masse du sang, des tisanes, etc., m'ont parfaitement guéri. — Depuis plus de deux ans, je n'ai plus éprouvé aucune atteinte de cette maladie. — Paris, le 17 mars 1837.-Signé : FOURCHÉ père, concierge, rue de la Tabletterie, 1.

16e *Fait*. — J'avais des douleurs rhumatismales qui avaient commencé il y a dix ans, et qui allaient toujours en augmentant ; mes extrémités inférieures étaient enflées, je ne pouvais plus marcher ; j'eus recours aux docteurs de la Société hippocratique, et en peu de temps je fus entièrement guérie. Il y a environ six mois qu'étant enceinte, j'étais enflée par tout le corps, même de la figure, avec des étouffemens considérables, des palpitations de cœur fréquentes, la bouche pâteuse et amère ; je subis le traitement hippocratique, qui m'a complétement guérie. — Paris, le 17 mars 1837. Signé pour mon épouse : FOURCHÉ, rue de la Tabletterie, 1.

Perfectionnement du traitement des maladies des voies urinaires et de la génération.

Traitement spécial des inflammations chroniques des reins, des uretères, de la vessie, de la prostate, du catarrhe vésical, du pissement de sang, des ardeurs d'urines, des urines glaireuses, bourbeuses, purulentes, sableuses et d'odeur fétides, des rétentions et incontinences d'urines, des obstacles et rétrécissemens de l'urètre sans cautérisation, à l'aide de bougies couvertes d'un enduit médicamenteux de notre composition, et des virus qui compliquent si souvent ces diverses affections. Guérison de la gravelle des reins, du calcul de la vessie, du spasme et des douleurs sourdes des reins et de la vessie, de la faiblesse et paralysie de la vessie chez l'enfant, l'adulte, le vieillard. Guérison des maladies organiques de la matrice, du catarrhe utérin, des flueurs blanches, des écoulemens virulens, des pertes séminales, du squirrhe des ovaires et du col de la matrice, de l'ulcération et du cancer de cet organe par un traitement général et local. Notre traitement est perfectionné sur les meilleures méthodes curatives des docteurs Récamier, Lisfranc, Marjolin, Duvergie aîné, Ségalas, etc.

Plus de baume de Copahu ! Il ne guérit personne ! Il ne fait que des victimes ! Jamais on n'a autant observé

d'inflammations de bas-ventre et des voies urinaires que
depuis qu'on abuse du copahu par la facilité de le prendre en pilules ou en capsules sans conseils des médecins.
Cependant, le copahu est nuisible, par sa vertu astrin-
gente, en retenant les humeurs viciées ou acrimonieuses
dans la masse du sang, ce qui l'infecte encore plus que si
ces humeurs s'écoulaient au dehors.

On abuse tellement aujourd'hui du copahu, que chaque jour de nombreux malades viennent nous consulter
sur les accidens survenus après son usage. Les malades,
toujours plus empressés de faire disparaître les marques
de leur maladie que de s'en guérir, et se trouvant mal à
propos satisfaits, en voyant s'arrêter un flux d'humeur
que la nature repousse comme nuisible pour s'en délivrer
par ses propres efforts, ont bientôt vu reparaître la même maladie sous une forme bien plus grave et plus hi-
deuse. Chez les uns, il survient un engorgement d'un
testicule, ou bien cette humeur retenue dans le sang, a
fait irruption aux glandes des aînes, et, en quelques
jours, les a transformées en énormes amas de suppuration qui corrodent la peau et la recouvrent d'horribles cicatrices. D'autres avaient des ulcères dartreux rongeans
dans la bouche, aux narines, à la gorge, au palais, qui
avaient carié la voûte osseuse du palais, les os du nez, dont
la voûte s'est ensuite écroulée; d'autres, les os du front
et des membres se sont ramollis, gonflés, bosselés, etc.

Une longue expérience nous a toujours prouvé qu'on
ne pouvait espérer guérir par le baume de copahu sans y
joindre les dépuratifs; car ce baume n'a jamais eu la propriété de corriger la nature des humeurs comme le fait
notre *dépuratif neutralisateur*, et il expose les malades à
des rétrécissemens des voies urinaires qui donnent lieu à
des rétentions d'urines et à des accidens même les plus
dangereux pour la vie des malades.

C'est ainsi que des malades des deux sexes qui, ayant
eu des rétentions d'urine à la suite de l'usage de ce baume incendiaire, qui échauffe, constipe et met le feu dans
les entrailles, sont venus se faire sonder par nous, et
nous prier de remédier aux accidens graves qu'ils éprou-
vaient pour l'avoir été déjà avec des sondes métalliques,
par des mains si inhabiles à cette opération si délicate,
qu'on leur avait déchiré le canal au col de la vessie, en
pratiquant de fausses routes à travers les organes du voi-
sinage. D'autres sont venus ayant des crevasses à la vessie, des fistules urinaires sous les cuisses, autour de l'a-
nus, et dans son intérieur chez les hommes, et même à
l'intérieur des parties chez les femmes. D'autres avaient
une faiblesse, une paralysie de la vessie, par suite de trop

de plénitude de cet organe par les urines retenues trop de temps, faute de pouvoir les rendre par le resserrement qu'avait produit ce baume au col de la vessie, chez les femmes comme chez les hommes. D'autres nous ont fait appeler chez eux pour des crevasses, des ruptures de la vessie, toujours à la suite des rétentions par l'effet de ce baume, souffrant de douleurs intolérables au bas-ventre, avec une soif inextinguible, ayant une fièvre ardente qu'avait allumée la présence des urines répandues autour de la vessie, et qui, absorbées et portées dans le torrent de la circulation, faisaient exhaler de la transpiration des malades une odeur d'urine croupie et des plus insupportables. Trop heureux quand nous parvenions à rétablir le cours des urines à l'aide d'une sonde introduite plus heureusement que celle de nos confrères dans les voies urinaires; car, si on ne pouvait alors pénétrer dans la vessie par les désordres causés avant notre arrivée, la mort était inévitable.

Traitement des maladies provenant d'un vice du sang.

La plupart des maladies chroniques, celles de la peau, comme les dartres, les ulcères scrofuleux, les diverses éruptions acrimonieuses, ainsi que les maladies des organes glanduleux des différentes parties du corps, proviennent bien souvent d'un vice héréditaire ou contagieux; mais elles proviennent aussi de l'altération spontanée de nos humeurs, qui s'opère à notre insu par des dérangemens occultes des fonctions de nos organes intérieurs. C'est donc en rétablissant les fonctions de nos organes par des *moyens dépuratifs particuliers* qu'on peut espérer de délivrer les malades de leurs diverses affections.

Ce dépuratif est le SPÉCIFIQUE NEUTRALISATEUR du docteur Dornier. Il a la propriété de changer la nature intime des acrimonies scrofuleuses, dartreuses, psoriques, virulentes et cancéreuses du sein, de l'utérus, des voies urinaires digestives et de la génération. Il s'emploie sous forme de sirop (1) d'un goût agréable; son action est douce et d'une efficacité constante. Il convient à tous les tempéramens, à tous les âges; les enfans, les personnes les plus délicates et les femmes enceintes l'ont toujours supporté sans fatigue ni dégoût. Il active les fonctions digestives, entretient les excrétions, répare les

____

(1) Ce principe dépuratif neutralisateur s'emploie encore pour l'usage interne sous forme de Rob, de Mixture, d'Opiat, de Pastilles, de Dragées, de liqueur pour lotions de la bouche, pour lavemens et injections; et comme moyen auxiliaire pour l'usage extérieur, on l'emploie sous forme de liniment, de pommade, de liqueur pour lotions; on le fait aussi entrer dans l'enduit des surfaces de nos sondes, bougies, pessaires et suppositoires en gomme élastique.

forces et régénère le sang. Au traitement interne on ajoute sur le siége du mal des applications régulières et méthodiques d'un spécifique auxiliaire qui opère par absorption l'épuisement du vice acrimonieux. Ce traitement simple et commode peut toujours être suivi en tout temps, en vaquant à ses affaires, même en voyage, sans changer ni son régime ni ses habitudes. C'est donc aux propriétés puissamment dépuratives de ce spécifique que sont dus les succès constans et nombreux obtenus dans notre longue pratique. Cinq à six flacons du dépuratif neutralisateur suffisent ordinairement pour opérer la destruction de tout principe acrimonieux.

Grand nombre de malades qui avaient déjà subi divers traitemens sans succès, se sont, par son usage trouvés promptement et complétement délivrés de maladies rebelles regardées comme incurables. Les uns étaient atteints de dartres invétérées, de diverses éruptions acrimonieuses, suite d'autres maladies virulentes dégénérées, avec altérations du tissu de la peau et des démangeaisons intolérables, de pustules entourées de taches partout le corps, d'ulcères rongeans de la face, des ailes du nez, de la cloison des fosses nasales, du voile du palais avec carie des os; d'autres de crevasses profondes sous le nez avec croûtes; d'autres de dartres vives, rongeantes, scrofuleuses, scorbutiques, cancéreuses sur différentes parties du corps, du gonflement dartreux aux oreilles avec écoulement séreux du conduit auditif, des ophthalmies scrofuleuses, des pustules cancéreuses, des engorgemens scrofuleux des glandes du cou, des ulcères rongeans sur différentes parties du corps, avec croûtes, suppurations, abcès; d'autres, des tumeurs blanches des articulations des coudes et des genoux avec abcès fistuleux: d'autres des maladies du sein, divers engorgemens, suite de dépôt de lait ou de quelque contusion avec squirrhe, ulcères cancéreux, des engorgemens des ovaires, de l'utérus, du rectum, des tumeurs hémorrhoïdaires cancéreuses avec fistules des bords de l'anus, des végétations, des ulcères invétérés et variqueux des jambes, des pieds, etc.

Ce traitement dépuratif et laxatif, diversement modifié selon notre méthode éclectique, convient dans la chlorose, la gastrite, les maladies d'estomac, du pylore, des intestins, les embarras du foie, de la rate, dans les affections du cœur et des gros vaisseaux, du péricarde, contre les palpitations, dans les catarrhes de la poitrine, dans les crachemens de sang, dans les points de côté, les douleurs du dos, des épaules et du devant de la poitrine, dans l'oppression, la gêne à respirer, dans l'étouffement, les crampes de poitrine, l'asthme catarrheux, dans la pulmonie au deuxième degré, dans des affections nerveuses, l'hystérie, l'hypocondrie, l'épilepsie, la nostalgie, la danse de Saint-Guy, la paralysie, les névralgies, le tic douloureux, les maladies nerveuses de l'ouïe, les bruissemens d'oreilles ou la surdité accidentelle et prématurée, dans les maladies nerveuses des yeux, les ophthalmies, les taies, les cataractes, l'amaurose ou goutte sereine, la fistule lacrymale, etc.

Notre dépuratif neutralisateur, tout composé des meilleurs extraits dépuratifs, surpasse en propriété toutes les préparations connues, telles que les sirops de salsepareille, de Cuisinier, de Bellet, le rob de Laffecteur, etc. Aussi, notre remède guérit-il radicalement tout ce qui, dans le sang, peut tenir à une acrimonie, qu'elle qu'en soit la nature. Il remédie à tout ce qui est sujet à survenir à ceux qui ont conservé quelques reliquats d'anciennes maladies pour n'avoir pas suivi en même temps un traitement dépuratif, sans lequel il ne peut y avoir de guérisons radicales. Aussi avons-nous la satisfaction de voir venir bien des personnes demander à suivre notre traitement à la veille de contracter quelque alliance, par pure précaution, pour se délivrer d'anciens reliquats, et éviter le retour si souvent funeste d'une ancienne maladie dont le germe circulant dans nos humeurs, peut se transmettre de génération en génération à nos descendans et constituer une maladie de famille. De là naît une foule de maladies dont on ne soupçonne pas même l'origine. Ce principe destructeur caché, circulant dans nos veines, est un poison qui pénètre nos organes, même la substance de nos os les plus compacts. En se fixant sur un organe essentiel à la vie, il mine sourdement par une fièvre lente les plus fortes comme les plus belles constitutions, et devient la cause première de nombreuses maladies chroniques incurables et de morts prématurées. Heureusement que l'art arrive au secours de tant de maux. J'ai la ferme conviction d'*avoir coopéré aux progrès de la science par mes recherches persévérantes pour reconnaître les différens principes morbifiques acrimonieux et par mes travaux pour découvrir le moyen de neutraliser ces mêmes principes.* Car je suis parvenu, en changeant le mode d'action de ces principes, à en arrêter les ravages à l'aide de mon dépuratif neutralisateur que je combine au besoin avec d'autres préparations chargées de substances toniques et balsamiques qui acquiert alors la propriété surprenante de détruire le principe désorganisateur de toute acrimonie, même lorsqu'il s'est fixé sur l'un des os les plus durs, qu'il en a altéré la consistance, élevé des exostoses ou qu'il a ramolli le tissu des os de la colonne vertébrale ou des os longs, et donné lieu à ces difformités si hideuses du tronc, les déviations de la taille, les bosses ou gibbosités, la courbure contre nature des membres, etc., etc.

Aussi, chaque jour des gens viennent me remercier des succès obtenus de mon traitement dans des cas de déformation de la taille, des bosses ou gibbosités commençantes ou des courbures contre nature des membres, des tumeurs blanches, des caries des os, de rétractions des fléchisseurs des membres, des pieds et des mains, etc. — Parmi ces malades guéris, la plupart avaient été découragés de n'avoir éprouvé aucune amélioration des tractions permanentes et prolongées pendant des années sur des lits mécaniques, ni de l'usage des corsets qu'on leur faisait porter, excluant tout traitement médical tendant à attaquer les causes de ces désordres. Je leur avais laissé faire usage de ces appareils redresseurs et contentifs, quels qu'ils fussent, à l'exception des lits, ne considérant ces appareils que comme un puissant auxiliaire pour soutenir la charpente osseuse trop flexible, en attendant que mon traitement tant interne qu'externe, aidé d'un bon régime et d'un exercice convenable en plein air en ait consolidé la base en aidant la nature à faire recouvrer aux os leur dureté naturelle, aux membres leur force primitive. Et les malades revenus à la santé étaient trouvés parfaitement délivrés de leurs difformités en n'ayant détruit la cause.

PRIX DE NOS CONSULTATIONS.

—

Grand nombre de consultans nous ayant témoigné le désir de connaître le prix de nos Consultations, des Mémoires à consulter, des demandes de conseils et des diverses opérations, etc., nous avons pris le parti de leur présenter ce tableau :

Les Consultations, Opérations, Pansemens et Soins donnés au Cabinet du Docteur Dornier ou au domicile des malades, continuent à être gratuits, depuis 1817, pour toute personne munie de certificats des Bureaux de bienfaisance.

Le prix des Consultations pour la classe ou-
vrière est de............................... 2 fr.

Pour les gens plus aisés, le prix est de........ 5 à 10 fr.

Pour examiner l'état du poumon, du cœur et
des organes abdominaux, à l'aide de nouveaux
instrumens de son invention................. 5 à 10 fr.

Pour sonder la vessie et explorer les voies
urinaires................................... 5 à 10 fr.

Pour procéder à l'examen de l'utérus, avec
son nouveau spéculum....................... 5 à 10 fr.

Le prix des saignées, des ouvertures d'abcès,
des extirpations de tumeurs, des applications de
ventouses, de cautères, de sétons, des cautérisa-
tions des surfaces ulcérées, est de............. 3 à 5 fr.

Les diverses autres opérations se paient au
prix convenu, selon leur importance et la position des malades.

Le prix des Mémoires à consulter et rédigés par MM. les docteurs des malades, est, selon la gravité de la maladie, de 20 à
30 fr. pour la première consultation, et de 15 fr. pour les suivantes.

On traite par correspondance et l'on répond aux demandes
de conseils des malades de province, adressées franc de port avec
un Bon de 20 fr. sur la poste, au Docteur DORNIER, Directeur
du Cabinet Médical de l'Hôtel-de-Ville, rue de la Tixeranderie,
25.

DÉCOUVERTE IMPORTANTE DU DOCTEUR DORNIER.

L'innombrable mortalité des calculeux opérés par la li-thotricie, *broiement des calculs*, a porté ce praticien à dé-couvrir un moyen de rendre inutile cette si funeste opéra-tion, en dissolvant la pierre dans la vessie sans autre opération que des injections liquides et inoffensives pour la vessie, introduites à l'aide d'un appareil de son invention, heureusement secondé de l'usage intérieur du même spé-cifique qui agit dans le même sens, c'est-à-dire par la des-truction du principe de la gravelle et du calcul.

Ainsi, par son procédé, les malades sont guéris des cal-culs de la vessie et de la gravelle sans opération sanglante, ni broiement de ces dépôts graveleux par des injections qui, dissolvant le gluten qui les unit entre eux, les isolent en rompant les adhérences aux couches superficielles des noyaux primitifs ; ce qui leur permet d'être progressive-ment rendus avec les urines jusqu'à entière expulsion.

Par cette heureuse découverte, les calculeux ne courent aucune des chances de dangers des opérateurs qui incisent la vessie pour en extraire les calculs, ni des *broyeurs de pierres* qui, pour les briser avec leurs instrumens mécani-ques, impriment des commotions aussi nuisibles à tout le système nerveux qu'à la vessie ; et avant même d'en avoir obtenu quelques fragmens, ils ont déjà meurtri, dé-chiré, perforé ou gangréné ses parois, ou lésé quelques uns des organes voisins : ce qui détermine un accès de fiè-vre traumatique qui en fait périr les neuf dixièmes ; mort qu'on s'efforce ensuite d'attribuer à une attaque subite de *choléra*, d'apoplexie foudroyante, de goutte remontée, à une gangrène spontanée d'intestins, à un catarrhe suffo-cant, à une fièvre pernicieuse, etc. C'est à l'aide de ces raisonnemens spécieux que ces opérateurs habiles sauvent leur fortune et leur gloire.

Les personnes sujettes à la gravelle, c'est-à-dire celles dont les reins forment des petits graviers, qui en rendent par leurs urines et dont les plus gros s'arrêtent dans la ves-sie et devient le noyau primitif du calcul, seront à l'aide de ces injections et de ce traitement intérieur, exemptes des inconvéniens de les voir grossir, dès qu'elles en au-ront fait constater la présence.

Imprimerie Lange Lévy et compagnie, rue du Croissant, 16.

9 782019 956387